Docteur Georges BRIZARD

de la Faculté de Médecine de Paris

Ancien Externe des Hôpitaux de Paris

Lauréat de l'École de Médecine de Besançon

Du ralentissement

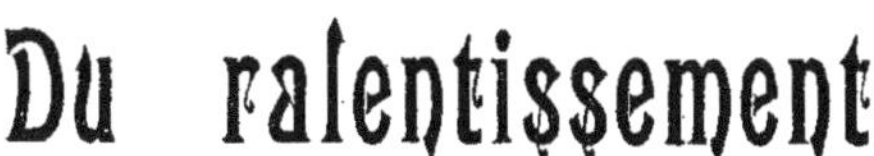

de la nutrition

dans le diabète

PARIS

ANCIENNE MAISON JOUVE

L. BOYER

15, Rue Racine, 15

1900

à mon Maître Ministre
Chirurgien des Hôpitaux.
Hommage respectueux.

Dr Brujan

118
d.
33g

octeur Georges BRIZARD

de la Faculté de Médecine de Paris

ncien Externe des Hôpitaux de Paris

uréat de l'École de Médecine de Besançon

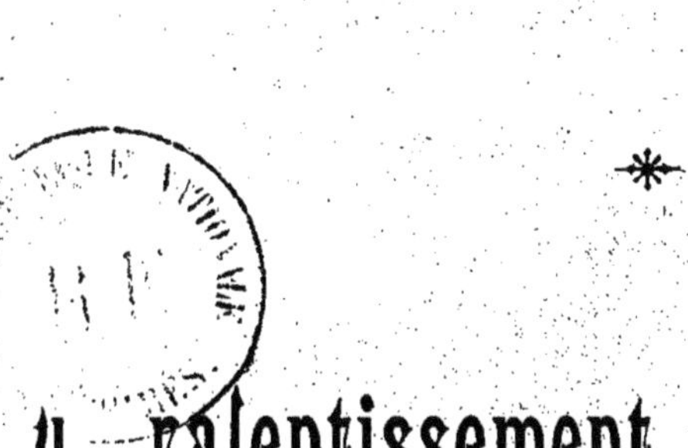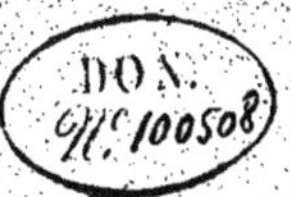

u ralentissement

de la nutrition

dans le diabète

PARIS

ANCIENNE MAISON JOUVE

L. BOYER

15, Rue Racine, 15

—

1900

A MES PARENTS

A MON FRÈRE

A MA SŒUR

A mon Beau-Frère, le Docteur COURTOT

A mon Oncle, le Docteur MÉTOZ

A mon Cousin, le Docteur GROSPERRIN

A MES MAITRES

A MES AMIS

A MONSIEUR LE DOCTEUR MUSELIER

Médecin de l'Hôtel-Dieu.
Chevalier de la Légion d'Honneur.

A MONSIEUR LE DOCTEUR DESGREZ

Professeur agrégé à la Faculté de Médecine.

INTRODUCTION

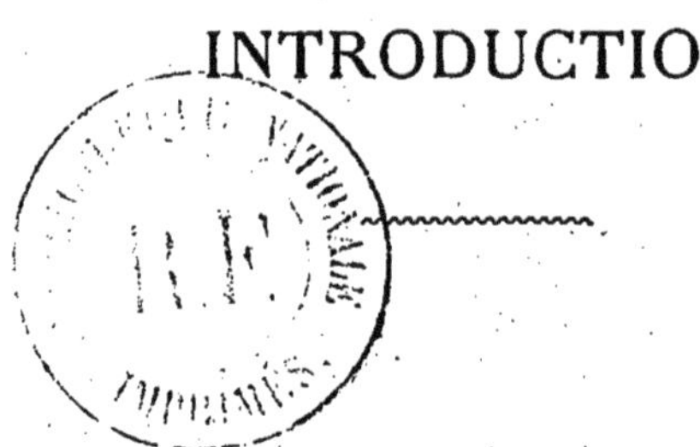

Nous avons voulu, dans ce travail, tout en passant en revue les diverses théories sur la physiologie pathologique du diabète, mettre en relief, ce que M. le Professeur Bouchard a pu appeler la preuve directe du ralentissement de la nutrition chez le diabétique.

Par nos expériences, nous avons montré que les tissus des diabétiques consomment moins de sucre que les tissus des hommes normaux.

A cet effet nous avons le plus possible, choisi des malades, non pas dans les Hôpitaux, où ils auraient pu échapper à notre surveillance, mais parmi nos amis.

Ces malades intelligents se sont prêtés volontiers à ce que nous leur demandions. Les renseignements qu'ils nous ont donnés sont dignes de foi.

Nous avons préféré réduire le nombre de nos observations et de nos expériences : ainsi nous pouvions être certain que dans nos dosages il ne se glissait pas d'erreur.

Au moindre doute, nous pouvions recommencer, en effet, deux et même trois fois, notre expérience.

M. le Professeur Bouchard a bien voulu nous recevoir dans son laboratoire. Il a mis à notre disposition tout ce qui était nécessaire à notre travail.

Nous lui en exprimons respectueusement notre plus sincère gratitude.

Nous nous rappellerons toujours avec un bien vif plaisir les heures passées au laboratoire de pathologie générale.

Là, chaque jour, nous trouvions un compatriote, un ami de notre famille, qui dès le début de nos études, nous a entouré de sa constante sollicitude.

Nous voulons parler de M. le docteur Desgrez, professeur agrégé à la Faculté de médecine.

Combien de fois ses encouragements sont venus nous donner une nouvelle ardeur ! Combien de fois après l'avoir distrait de son travail, en lui demandant quelques conseils, nous le quittions, ne sachant ce que nous devions le plus admirer chez lui, sa science ou sa bonté.

Il peut être assuré que nous n'oublierons pas ce qu'il a fait pour nous. Rentré en Franche-Comté nous suivrons avec intérêt ses travaux. Nous applaudirons à ses succès et nos applaudissements trouveront un écho chez beaucoup de nos amis qui ont aussi envers lui une large dette de reconnaissance.

Un autre compatriote, un de nos parents, M. le docteur Muselier, médecin de l'Hôtel-Dieu, doit venir au premier rang parmi ceux qui ont droit à nos remerciements. Il nous a reçu à Paris avec bienveillance, il nous a prodigué ses conseils. Toutes les fois que nous sommes allés le trouver, nous avons reçu le même accueil plein d'amabilité.

Surtout nous ne saurions oublier avec quel empressement il est venu à nous pendant que nous traversions de dures heures de souffrances.

Au nom de notre famille et en notre nom, nous le remercions encore.

En nous tournant vers nos compatriotes, nous ne saurions oublier ceux qui pendant notre première année de médecine ont dirigé nos études à l'école de Besançon. Avec quel enthousiasme nous allions à cette science toute nouvelle pour nous ! Et maintenant que les heures ont passé vite !

Elle est encore bien rapprochée de nous cette première année de Paris où nous avons suivi pendant les premiers mois la consultation de chirurgie de M. Walther et pendant les derniers mois le service de M. André Petit.

En 1898, externe de M. Jacquet à l'hôpital Laënnec, puis de M. Ducastel à l'hôpital Saint-Louis, nous avons pu faire sérieusement de la clinique médicale.

En 1899, externe de M. Monod à Saint-Antoine, nous avons, dans un excellent service et avec d'excellents maîtres, complété nos connaissances de clinique chirurgicale.

Nous adressons particulièrement nos remerciements à M. Arrou pour l'intérêt qu'il nous a porté pendant toute cette année.

En 1900, avec M. André Petit nous avons étudié spécialement les maladies de l'appareil circulatoire.

A tous nos maîtres qui ont eu pour nous une égale bonté, nous adressons nos remerciements.

CHAPITRE I

Théories diverses sur la physiologie pathologique du diabète.

~~~~~~~~~~~~

§ I. Théorie de Claude Bernard.

Claude Bernard a été amené par ses expériences à concevoir quelle pouvait être la physiologie pathologique du diabète.

Cet éminent physiologiste avait découvert que le foie est « une sorte de grenier d'abondance » où vient s'accumuler, sous forme de glycogène, l'excès de la matière sucrée fournie par l'organisme.

Il pensa que cette découverte devait produire la lumière sur la pathogénie du diabète.

En parlant du diabétique il dit: « Par suite d'un
« travail de désassimilation excessive, l'organisme
« use incessamment et d'une manière exagérée le
« dépôt de réserve dont le foie est le siège ; le sucre
« est versé dans le sang en quantité anormale, d'où
~~~~~~~~~~~~

« hyperglycémie et glycosurie ; mais la source hépa-
« tique n'est pas épuisée pour cela, elle continue à
« assimiler les matériaux propres à fournir le glyco-
« gène et par suite le sucre, elle redouble, pour ainsi
« dire, d'activité, afin de remplacer le sucre éliminé. »

Pour Claude-Bernard, le diabète provient donc d'une production de sucre trop considérable, partant d'une nutrition trop active.

Une telle théorie ressort-elle véritablement de l'expérience du physiologiste ? Et ne peut-on pas se demander si le sucre ne se trouve pas dans l'organisme en quantité trop considérable, non point parce que sa production est trop grande, mais parce que sa consommation est diminuée ?

En dosant la quantité de sucre contenue dans le sang veineux et en la comparant à la quantité de sucre du sang artériel, il paraît possible de savoir si, chez un diabétique, le sucre n'est vraiment pas consommé.

MM. Chauveau et Kauffmann ont, par l'extirpation du pancréas, rendu des animaux diabétiques. Si, chez ces animaux, le sucre n'avait pas été détruit, on aurait dû le retrouver en même quantité dans le sang veineux que dans le sang artériel. Ce qui n'est pas. Et MM. Chauveau et Kauffmann ont pu constater que les proportions restent normales.

D'ailleurs, n'est-il pas juste de penser avec M. A. Robin (1) que, si le diabète est dû à un défaut

(1) *Etude sur le Chimisme respiratoire*, de MM. Robin et Binet (1898).

de consommation du sucre, tout diabétique aura des oxydations ralenties ; au contraire, si le diabète est une maladie par accélération de la nutrition, tous les actes chimiques de celle-ci seront accrus ?

En examinant les urines de diabétiques, M. Robin a trouvé que le cœfficient d'utilisation azotée qui varie normalement entre 80 et 85 pour 100, passe chez eux à 87 pour 100 en moyenne.

M. Robin a vu d'autre part que la quantité d'acide carbonique expirée en un temps donné est plus considérable chez le diabétique que chez l'homme sain. Ce qui prouverait, d'après l'auteur, que le diabétique oxyde mieux les matières ternaires que l'homme normal.

De plus, chez le diabétique, la consommation de l'oxygène est supérieure à la normale.

Ces résultats fournis par le chimisme respiratoire sont admis généralement. On admet aussi que le quotient respiratoire, c'est-à-dire le rapport de l'acide carbonique expiré, en un temps donné, à l'oxygène inspiré dans le même temps est inférieur à la normale dans le cas de diabète.

Rien dans cela qui puisse nous étonner, dit M. Robin. « On devait s'y attendre par suite de la supériorité d'absorption d'oxygène sur la production d'acide carbonique. »

§ 2. Objections à la théorie de Claude Bernard.
Doctrine de M. Lépine et de M. Bouchard.

Tel n'est point, sur cet important sujet, l'avis de M. le professeur Lépine (1).

La faiblesse du quotient respiratoire du diabétique lui paraît avoir une grande importance. Les expériences de M. Hanriot sont, en effet, pour lui, dignes du plus grand intérêt.

Si l'on suppose un homme à l'état de repos, les contractions musculaires ne produiront pas d'acide carbonique et le quotient respiratoire sera sous la dépendance des aliments.

M. Hanriot suppose le cas d'une alimentation essentiellement hydrocarbonée.

Les aliments hydrocarbonés contiennent suffisamment d'oxygène pour transformer en eau tout leur hydrogène. Ils n'empruntent à l'oxygène de la respiration, que la quantité nécessaire pour brûler leur carbone. L'acide carbonique renfermant son propre volume d'oxygène, six volumes d'acide carbonique exhalés correspondent exactement à six volumes d'oxygène absorbés. Le quotient respiratoire sera égal à l'unité.

Avec les albuminoïdes et les graisses relativement

(1) Rapport présenté au Congrès de médecine à Lyon, le 25 octobre 1894.

moins oxygénés, le rapport est très inférieur à l'unité. Ces substances, en effet, ne renfermant pas assez d'oxygène pour transformer tout leur hydrogène en eau, doivent demander à l'atmosphère l'oxygène nécessaire pour brûler une partie de leur hydrogène et tout le carbone qu'elles renferment. Comme l'acide carbonique contient son propre volume d'oxygène, il faut que le volume d'oxygène absorbé soit supérieur à celui d'acide carbonique exhalé. Le quotient respiratoire dans ce cas est plus petit que l'unité.

M. Hanriot a expérimenté sur deux diabétiques. Il a observé qu'après l'ingestion d'une grande quantité de pommes de terre le quotient ne s'est pas élevé comme cela a lieu chez l'homme sain.

D'autre part M. Léo a constaté qu'après le repas le quotient respiratoire n'est pas élevé chez le diabétique.

Ce qui devient plus probant encore, c'est que, plus récemment, MM. Weintraud et Laves ont confirmé le même fait chez un diabétique grave après l'ingestion de glucose.

Ces faits empêchent M. Lépine d'accepter cette conclusion de la première partie du mémoire de MM. Chauveau et Kauffmann (1893), à savoir « que toute hyperglycémie tient à une augmentation de la production du sucre.

D'ailleurs le dosage du sucre sanguin est une opération fort délicate, dont les résultats varient malheureusement avec les méthodes employées. C'est au point que cette importante question n'a pas encore reçu une solution suffisante pour qu'un argument incontestable put en être déduit.

M. Lépine (1) trouve que les résultats des expériences de MM. Hanriot, Léo, Weintraud et Laves sont en parfait accord avec le fait sur lequel il insiste depuis quelques années : la diminution du pouvoir glycolytique du sang des diabétiques.

Cette diminution du pouvoir glycolytique du sang proviendrait de la diminution du ferment glycolytique.

En effet, M. Lépine a signalé dans le sang l'existence d'un ferment glycolytique contenu dans les leucocytes et produit probablement par le pancréas.

Cet auteur n'est cependant pas exclusif. A côté de diabètes provenant du défaut de consommation du sucre par suite de la diminution du ferment glycolytique, il admet d'autres diabètes ayant pour cause l'aptitude trop grande des cellules hépatiques à faire du sucre au dépens du glycogène.

Quoiqu'il en soit, l'opinion de M. Lépine se rapproche beaucoup de la théorie de M. le professeur Bouchard qui voit dans le diabète sucré un trouble général de l'organisme, une consommation moindre du sucre, par suite du ralentissement de la nutrition, en particulier des phénomènes d'oxydation.

Claude Bernard pensait que l'on devient diabétique parce que l'on a une nutrition trop active, M. Bouchard pense que l'on devient diabétique, parce que

(1) Rapport au Congrès de médecine à Lyon (1894).

l'on a au contraire une nutrition ralentie. Et dans cette bradytrophie il fait intervenir pour une large part, l'hérédité et l'influence familiale.

Supposons un instant, avec ce professeur (1) que la théorie qui voit dans le diabète une hyperproduction de sucre, soit juste. Prenons un exemple de diabétique, que l'on peut rencontrer souvent, c'est-à-dire qui ait, par l'application rigoureuse du régime, par la suppression de tous les hydrates de carbone alimentaires, réduit sa glycosurie à 5o grammes de sucre par jour. Supposons à cet homme une activité glycolytique normale. Ses tissus seraient capables de transformer 65o grammes de sucre environ. Ce serait donc, pour eux, une consommation quotidienne de 65o grammes de glycose qu'ils sont capables d'élaborer, plus 5o grammes qu'ils ont laissés passer dans l'urine, soit 700 grammes. Ces 700 grammes, le régime étant réglé, ne peuvent provenir que de l'albumine ou de la graisse. Si ce sucre provient de l'albumine, il faut que le diabétique ait ingéré 6 kilogrammes de viande, ou qu'il les ait pris à ses propres tissus. Si ce sucre provient de la graisse, ce sera une destruction de 47o grammes de graisse chaque jour. On voit tout ce qu'il y a d'invraisemblable dans une pareille autophagie ou, si l'on veut, dans une polyphagie aussi considérable.

______

(1) *Traité de Pathologie générale*, t. III, fasc. II.

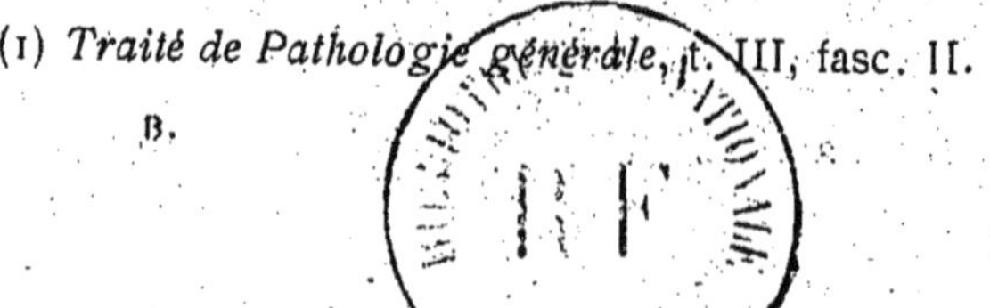

B.

2

Si donc, on tire de l'expérience de Claude-Bernard des conclusions affirmant l'hyperproduction de sucre dans le diabète, on voit à quelles invraisemblances on est logiquement conduit.

Si l'on considère que le sucre urinaire éliminé en vingt-quatre heures a pu atteindre le chiffre énorme de 1.5oo grammes ; on voit, pour rendre compte de ce chiffre, quelle absurde autophagie ou polyphagie, il faut attribuer au malade.

Ajoutons à cela que les objections faites à la théorie de M. Bouchard par ceux qui voient dans le diabète une production exagérée de sucre, ne semblent pas être irréfutables.

M. Robin objecte qu'en examinant les urines des diabétiques, on trouve leur coefficient d'utilisation azotée supérieure à la normale.

Ne serait-il pas juste de faire remarquer à ce sujet que le rapport $\dfrac{Azu}{Azt}$ indique surtout l'intensité des phénomènes d'hydratation ? Les processus d'oxydation ne le modifient que d'une façon très minime.

Nous avons vu aussi que M. Robin trouve que l'acide carbonique formé et l'oxygène consommé sont en plus grande quantité chez le diabétique que chez l'homme normal. Ne semblerait-il pas, au contraire, que, si le sucre urinaire était le sucre qui aurait dû être utilisé, le combustible venant à s'échapper, il devrait y avoir moins d'acide carbonique formé, moins d'oxygène consommé ?

Voyons comment il faut expliquer cette anomalie.

MM. Pettenkofer et Voit, puis M. Livierato avaient
d'abord cru trouver chez les diabétiques une diminution de l'oxygène consommé et de l'acide carbonique
formé; c'est-à-dire l'inverse de ce qui était annoncé
par M. Robin. Mais MM. Pettenkofer et Voit ont
réformé leurs premières conclusions.

M. Bouchard admet d'ailleurs avec tous ces auteurs
que chez les diabétiques les quantités absolues de
l'oxygène consommé et de l'acide carbonique produit
oscillent autour de la normale. Mais encore, faut-il
expliquer pourquoi ces quantités ne sont pas infé-
rieures à la normale, puisque d'après la théorie de
M. Bouchard, les oxydations doivent être ralenties
chez le diabétique.

C'est que, lorsque l'organisme devient presque
incapable de détruire le sucre, il perd un certain
nombre de calories qui lui auraient été fournies par
les hydrates de carbone alimentaires et par le sucre
dérivé de l'albumine.

L'économie, à qui une pareille énergie a été enle-
vée, réagit. Elle trouve les calories qui lui manquent,
soit dans la graisse, soit dans l'albumine.

Par ses expériences M. Bouchard (1) a trouvé que
« si c'est la graisse qui sert à compléter l'alimenta-
« tion, la glycosurie diminue, l'oxygène consommé
« est insensiblement augmenté, l'acide carbonique
« éliminé est un peu abaissé, le quotient respiratoire

(1) *Troubles préalables de la Nutrition. Extrait du Traité de
Pathologie générale*, t. III, fasc. II, page 311.

« est un peu plus faible, l'azote urinaire n'est pas
« changé.

« Si c'est l'albumine qui fait le complément, la
« glycosurie augmente, l'oxygène consommé et l'acide
« carbonique éliminé diminuent, le quotient respira-
« toire s'abaisse, le chiffre de l'azote urinaire s'élève. »

Ainsi, en tenant compte de la compensation nécessaire apportée soit par la polyphagie, soit par l'autophagie à la mise en liberté de calories que le sucre ne
fournit plus, on n'aura pas à s'étonner du chiffre de
l'oxygène consommé et de l'acide carbonique formé
chez certains diabétiques, ni de leur azoturie.

CHAPITRE II

Preuve directe du ralentissement de la consommation du sucre chez le diabétique.

Il semble donc que, d'une part, les conclusions auxquelles nous amène la théorie qui voit dans le diabète une augmentation de la production du sucre, sont inadmissibles ; que, d'autre part, les objections faites à la théorie qui voit dans le diabète un ralentissement dans la consommation du sucre, sont réfutables.

Mais cette dernière théorie, pour être admise, doit être plus qu'une théorie séduisante, elle doit reposer sur des faits que tout le monde peut vérifier, elle doit être établie et par la chimie pathologique et par la clinique.

Et surtout, pour démontrer la vérité et entraîner la conviction, il faut, s'il est possible, faire une démonstration directe de ce que l'on avance.

Dans ce cas heureusement, il nous semble que cette démonstration directe soit possible.

En effet, si nous arrivons à trouver les moyens de mesurer ce que les tissus des hommes normaux consomment et sont capables de consommer de sucre en un temps limité, vingt-quatre heures par exemple, et si, d'autre part, nous avons les mêmes moyens de faire des mesures identiques chez les diabétiques nous, pourrons comparer.

Si notre théorie est juste, nous devons trouver que le diabétique ne peut pas consommer une quantité de sucre aussi forte que l'homme normal.

§ 1. Du terme de comparaison dans la mesure de l'activité glycolytique.

Avant tout, pour comparer, il faut adopter un terme de comparaison invariable.

Or, au point de vue de l'intensité de la nutrition, si nous comparons un homme à lui-même, à deux époques de sa vie, ou, si nous comparons deux hommes entre eux, en prenant comme unité de comparaison l'individu, n'est-il pas évident que nous avons les plus grandes chances d'erreur?

L'homme n'est certainement pas une unité comparable à elle-même. La nutrition d'une personne d'une taille

de 1 m. 8o et du poids de 100 kilogrammes n'est pas
comparable assurément à la nutrition d'une personne
d'une taille de 1 m. 5o et du poids de 60 kilogrammes
par exemple.

Si nous comparons l'activité de la nutrition de deux
personnes en prenant comme terme de comparaison l'activité de la nutrition d'un kilogramme du corps
de ces deux personnes, il est évident que nous aurons
déjà une erreur moindre.

Mais encore le kilogramme corporel renferme des
parties inertes. « Ce qui est actif dit M. le Profes-
« seur Bouchard, c'est l'ensemble des tissus azotés
« et, dans ces tissus azotés, c'est l'albumine. L'unité
« active, c'est le kilogramme de l'albumine consti-
« tutive des tissus. Ce n'est pas toute l'albumine. Ce
« n'est pas l'albumine circulante; c'est l'albumine des
« cellules, c'est l'albumine fixe. »

Et ce même savant établit, dans un livre sur les
troubles préalables de la nutrition, comment, en tenant compte du poids, de la taille, de la complexion,
de la corpulence, de la musculature d'un individu,
on peut arriver à connaître ce que cet individu
représente comme poids d'albumine fixe.

« Pour arriver, dit M. Bouchard, à faire plus faci-
« lement l'étude comparative de l'homme dans ses
« éléments statiques, masse, composition, surface,
« afin de pouvoir mesurer ensuite ses activités rappor-
« tées à l'unité statique, j'ai imaginé de considérer
« l'homme comme un ensemble de substances orga-
« niques, à forme simple, géométrique, comme un cy-

« lindre ayant pour hauteur la taille de l'individu, pour
« masse, la masse de l'individu, son nombre de kilo-
« grammes.

M. Bouchard appelle segment anthropométrique
cette fraction du cylindre total de l'individu, dont la
hauteur est un décimètre et dont la formule algébrique
serait représentée par $\dfrac{P}{H}$, c'est-à-dire par le rapport
du poids de l'individu exprimé en kilogrammes, à sa
taille représentée en décimètres.

Pour chaque taille a été dressé le tableau du poids,
de la surface des segments des hommes normaux
avec ce qu'ils contiennent en albumine fixe et en
graisse. Ce sont les segments moyens.

Par hommes normaux, il faut entendre les personnes arrivées à l'âge de la maturité, dont la taille est
celle des personnes que nous rencontrons habituelle-
ment et qui ne sont ni obèses, ni marastiques.

Mais dans les hommes d'une même taille, n'y a-t-il
pas souvent une différence très sensible dans la complexion et dans la musculature? Et pourtant les
hommes à forte charpente ou à musculature puissante sont aussi des hommes normaux.

Leur segment doit être calculé d'après le segment
moyen, en tenant compte des corrections qu'apporte
une complexion plus forte et une musculature plus
puissante. Le segment ainsi obtenu pour chacun d'eux
est le segment normal.

Le segment réel est le segment d'un homme quel-
conque. Il est représenté par le rapport du poids de

cet homme, exprimé en kilogrammes, à sa taille éva-
luée en décimètres.

Ainsi, d'un côté nous connaissons le segment réel,
d'un autre côté, de la connaissance du segment moyen
nous arrivons au segment normal. Donc nous pouvons comparer le segment réel au segment normal.
De cette comparaison, nous arriverons à la connaissance de la composition du segment réel.

En effet « si le poids du segment réel est supérieur
« au poids du segment normal, la différence est attri-
« buable uniquement à la graisse, exception faite
« pour les cas d'anasarque ou d'hydropisie ou d'élé-
« phantiasis (1).

« Si le poids du segment réel est inférieur au poids
« du segment normal, c'est uniquement par le fait de
« l'amaigrissement, et, à ne considérer que ce qui
« intéresse le médecin, pour 1 gramme de perte de
« poids par amaigrissement, l'homme pert o gr. 21 de
« graisse et o gr. 14 d'albumine ».

Par des règles dérivées de nombreuses observations,
par des calculs appliqués à des cas réels, M. Bouchard
a donné le moyen de trouver facilement pour toute
personne adulte, le poids d'albumine fixe qu'elle représente.

Pour un homme d'une taille de 16 déc., 2, d'un poids
de 80 kilogr., d'une complexion un peu forte, en connaissant le poids du segment moyen 3,99, on arrivera

(1) *Traité de Pathologie générale*, de M. Bouchard. Tome III,
fasc II.

au poids du segment normal 4,14. Le poids de l'albumine du segment normal sera 612 grammes.

Le poids du segment réel est 4,93. Ce poids est plus élevé que celui du segment normal. Ce qui fait cette différence, c'est uniquement la graisse, par conséquent le poids de l'albumine fixe du segment réel est le même que celui de l'albumine fixe du segment normal, c'est-à-dire 612 grammes. Le poids de l'albumine fixe du corps entier sera de 9 k. 915, c'est-à-dire de 612 grammes multipliés par 16,2, taille de la personne considérée

Nous sommes obligés de passer rapidement sur ces calculs. Pour en avoir une connaissance plus exacte, il est nécessaire de se reporter à l'ouvrage de M. le professeur Bouchard relatif aux troubles préalables de la nutrition.

§ 2. De l'activité glycolytique chez les hommes normaux.

Nous avons trouvé dans le kilogramme d'albumine fixe un terme de comparaison invariable.

Maintenant il s'agit de nous rendre compte de la quantité de sucre que peut consommer un kilogramme d'albumine fixe chez un homme normal d'abord, puis chez un diabétique.

Les expériences faites par les physiologistes nous apprennent que le glycose du sang provient :

1° Des hydrates de carbone ;

2° De l'hydratation de l'albumine des aliments ou des tissus ;

3° Très probablement de la graisse.

1 de glycose du sang a pour origine, soit : 1 d'hydrate de carbone alimentaire, soit : 1,79 d'albumine, soit : 0,67 de graisse.

Pour les recherches que nous avons à faire, la quantité de sucre minima, c'est-à-dire la quantité de sucre dérivée de l'albumine et des hydrates de carbone alimentaires est la seule chose qui importe.

Supposons, comme l'a fait M. Bouchard, un homme normal ; supprimons à cet homme, pendant quelques jours, tous les aliments hydrocarbonés et laissons-le prendre à chaque repas de la viande et des albuminoïdes. Nous lui permettrons en même temps de manger chaque jour une quantité de sucre déterminée.

Par l'azote total de l'urine, nous serons renseignés dans notre expérience sur l'albumine élaborée. On sait, en effet, qu'à 1 gramme d'azote urinaire total correspondent 6 gr. 736 d'albumine élaborée. Et de ces 6 gr. 736 d'albumine élaborée dérivent 3 gr. 759 de sucre sanguin.

En additionnant le sucre apporté directement à l'organisme par l'ingestion de matières sucrées avec le sucre dérivé de l'albumine élaborée, nous saurons exactement quelle est la quantité de sucre introduite dans l'organisme.

Puisqu'un homme normal n'a pas de glycosurie, c'est que, chez lui, la consommation du sucre est égale à son introduction. Nous supposons, en effet, que nous ayons prolongé notre expérience assez longtemps pour que les muscles aient eu le temps d'utiliser et de renouveler leur provision de glycogène et que nous puissions être assuré qu'une partie du sucre ingéré ne s'est pas accumulé sous forme de glycogène. Ainsi nous mesurons exactement la consommation du sucre par son introduction.

M. Bouchard a fait des expériences sur des personnes d'âges différents. Il a trouvé que la consommation du sucre chez le jeune homme est plus active que chez le vieillard. Mais ce qui, pour nous, est plus intéressant encore, c'est de savoir ce qu'une personne d'un âge donné, non seulement consomme, mais peut consommer de sucre en vingt-quatre heures, sans avoir de glycosurie. Faire une semblable expérience, c'est mesurer l'activité glycolytique d'un individu, c'est mesurer l'avidité de ses tissus pour le sucre.

En ayant ainsi mesuré l'activité glycolytique de personnes d'âges, de tempéraments différents, on arrive à des résultats comparables entre eux. De ces résultats, on peut déduire une activité glycolytique moyenne qui servira d'unité, de terme de comparaison.

M. Bouchard a choisi comme unité, c'est à-dire comme terme de comparaison, l'activité glycolytique d'un homme normal de 40 ans. Chez cet homme, un kilogramme d'albumine fixe transforme, par combustion ou autrement, 37 gr. 6 de glycose en 24 heures et serait capable d'en transformer 62 gr. 2.

Ces 62 gr. 2, chiffre de la consommation possible, représentent donc l'unité.

37 gr. 6, chiffre de la consommation habituelle est à 62 gr. 2 comme 0 gr. 6 est à 1.

Mais suivons cet homme de 40 ans et admettons qu'après quelques années, avec sa manière de vivre habituelle, apparaisse de la glycosurie. Son activité glycolytique alors ne sera plus de 1, elle sera de 0,6. Ainsi, dit M. Bouchard, quiconque n'a pas de sucre dans l'urine a une activité glycolytique inconnue, mais facile à déterminer, supérieure à 0,6.

Cette activité glycolytique varie avec les sujets : elle varie chez le même sujet suivant son âge.

Nous avons tenu à nous rendre compte de notre propre activité glycolytique et nous la relatons ici.

B..., âgé de 25 ans, d'une complexion moyenne, d'une musculature un peu forte, du poids de 74 kilog. représentant 11 kilogr. 389 gr. d'albumine fixe, d'une taille de 17 décim. 2, d'un tour de taille de 8 décim. 4.

A été atteint à 22 ans d'un rhumatisme articulaire subaigu, avec une température de 39 degrés pendant 4 jours.

Depuis cette époque surviennent rarement, au niveau des articulations, quelques douleurs rhumatismales provoquées par un froid humide.

Le 14 novembre, nous avons ingéré de 8 h. 1/2 du

matin à minuit, 500 gr. de sucre, 450 gr. de pain, dont la teneur en hydrates de carbone était de 49 o/o transformables en glucose.

Par l'azote total de nos urines de 24 heures (15 gr. 68) nous avons déduit la quantité de glucose provenant de l'hydratation de l'albumine : soit 15,68 × 3,759 (1) = 58 gr. 94.

L'examen de nos urines n'a révélé aucune trace de sucre.

Donc notre organisme (11 kil. 389 d'albumine fixe) avait consommé 779 gr. 44 de glucose.

1 kil. d'albumine fixe a pu consommer 68 gr. 83 de glucose sans que son avidité pour le sucre soit satis-faite.

Le 16 novembre, nous avons repris l'expérience. De 5 heures du soir à minuit nous avons ingéré 700 gr. de sucre et 250 gr. de pain. Le lendemain jusqu'à 5 heures du soir nous n'avons pris aucun féculent et nous avons ingéré 200 gr. de pain.

Par l'azote total de nos urines de 24 heures (14 g. 56) nous avons déduit la quantité de glucose provenant de l'hydratation de l'albumine, soit : 14 gr. 56 × 3,759 = 54 gr. 73.

L'examen de nos urines n'a révélé aucune trace de sucre. Donc notre organisme (11 kil. 389 d'albumine fixe) avait consommé 975 gr. 23 de glucose.

(1) 3.759 = la quantité de sucre sanguin provenant de l'hydratation de 6 gr. 736 d'albumine. 6 gr. 736 d'albumine hydratée correspondant à 1 gr. d'azote total de l'urine.

1 kilogr. d'albumine fixe a pu consommer 85,6 sans que son avidité pour le sucre soit satisfaite.

Il nous a été impossible d'ingérer une quantité de sucre plus considérable dans les 24 heures, notre estomac s'y refusant.

En admettant qu'avec une consommation de 85 gr. 6 de glucose par kilogramme d'albumine fixe, il soit apparu une trace de sucre dans l'urine, on pourrait dire que notre puissance de consommation de sucre est à la puissance de consommation du sucre de l'homme normal de 40 ans, pris comme unité dans le même rapport que 85,6 est à 62,2. Notre coefficient glycolytique eut été de $\frac{85,6}{62,2} = 1,37$, il dépasse l'unité.

Comme nous n'avons pas pu faire apparaître chez nous de glycosurie, notre coefficient glycolytique est supérieur à 1,37.

Ce coefficient prouve que notre organisme transforme très facilement en graisse, le sucre qu'il a en trop grande quantité.

Nous avons d'abord été étonné de trouver notre activité glycolytique aussi élevée, car nous avons eu il y a trois ans une crise de rhumatisme articulaire.

Seulement ne faut-il pas distinguer le rhumatisme articulaire aigu, vraie fièvre rhumatismale, maladie très probablement microbienne, du rhumatisme chronique qui, lui, peut être placé dans les maladies par ralentissement de la nutrition ?

Si dans la suite nous devenions diabétique,

notre coefficient glycolytique tomberait au dessous de 0,6.

Voici donc la règle établie : tout diabétique aura une activité glycolytique inférieure à 0,6.

§ 3. De l'activité glycolytique chez les diabétiques.

Nous allons voir si, par les expériences que nous avons faites, par les observations que nous avons prises, cette règle reçoit une réelle confirmation.

OBSERVATION I (Personnelle).

M. M. . est âgé de 70 ans, du poids de 80 kilogr., représentant 9 k. 915 d'albumine fixe, d'une taille de 1^m62, d'une complexion un peu forte.

Ancien employé de la Compagnie de l'Est, il est retiré à Dampmart (Seine-et-Marne).

Sa mère est morte à 66 ans, elle était diabétique Son père est mort à 87 ans d'une pneumonie.

M... a eu deux sœurs et un frère. Son frère est mort à 21 ans pendant qu'il faisait son service militaire. Une de ses sœurs est morte subitement à 50 ans. Sa deuxième sœur est morte à 56 ans « d'une maladie de la moelle épinière » après avoir été obligée de garder le lit pendant les dix dernières années de sa vie.

M... n'a jamais eu qu'une crise de coliques hépatiques à l'âge de 50 ans. Il ignorait complètement qu'il était diabé-tique : jusqu'à ce que, au mois d'avril 1900, des douleurs de sciatique double attirèrent l'attention du médecin.

Il a peu de polydypsie, peu de polyphagie.

M... eut deux enfants, un fils et une fille.

Son fils est mort tuberculeux à l'âge de 16 ans.

Sa fille, mariée, a eu deux enfants vivants, puis deux fausses couches.

Nous avons suivi ce malade du 3 au 11 juillet. Du 3 au 9 de ce mois, nous lui avons laissé son régime ordinaire. Chaque jour, nous avons connu la nature et le poids des aliments ab-sorbés. Après avoir analysé le pain dont se servait notre malade, nous avons vu qu'il contenait, en hydrates de carbone, 56,9 o/o. D'autre part, une analyse des pommes de terre nous donne 21,7 o/o d'hydrate de carbone.

Chaque jour, nous avons mesuré la quantité exacte d'urine des 24 heures. Nous avons dosé la quantité de sucre contenue dans ses urines et nous avons recherché la quantité d'azote total. Ainsi, d'une part, nous avons eu la quantité exacte de sucre et d'hydrates de carbone ingérés ; d'autre part, nous savions quelle quantité de sucre passait dans les urines des 24 heures.

Nous pouvions donc savoir ce que M... consommait de sucre en 24 heures.

Connaissant le poids de notre malade en albumine fixe, 9 k. 915, nous pouvions savoir ce qu'il consommait de sucre par kilogramme d'albumine fixe. En comparant cette quantité de sucre à l'unité représentée par 62 gr. 2 chez l'homme de 40 ans, nous avons pu déterminer pour chaque jour l'activité glycolytique de notre malade.

Du 9 au 12 juillet, M... a pris chaque jour une quantité de sucre connue et un poids aussi connu de pain de gluten dont la teneur en hydrates de carbone était 29,7 o/o. Pendant ces trois jours, nous avons pu nous rendre compte d'une façon encore plus précise de ce que prenait notre malade en fait de sucre et d'hydrates de carbone.

Voyons comment nous allons calculer l'activité glycolytique.

Prenons, par exemple, la première journée de l'observation.

Le 3 juillet, M... a mangé 300 grammes de pain. Ce pain contient 56,9 o/o d'hydrate de carbone. En plus, il a pris deux morceaux de sucre du poids de 10 grammes le morceau. Il n'y a pas d'autres hydrates de carbone ou aliments sucrés à noter ce jour-là. Nous aurons donc $56,9 \times 3 = 170$ gr. 7 + 20 grammes de sucre : en tout 190 gr. 7.

Ce même jour, l'azote urinaire total était de 8,29 dans les 24 heures. Ces 8 gr 29 correspondent à une quantité d'albumine élaborée égale à 8,29 × 6,736 et à une quantité de sucre sanguin dérivé de cette albumine égale à $3,759 \times 8,29 = 31$ gr. 16.

Si nous additionnons 190 gr. 7 de sucre ingéré et 31 gr. 16 de sucre provenant de l'hydratation de l'albumine, nous avons la quantité de sucre mise à la disposition de l'organisme en 24 heures, soit 221 gr. 86.

La quantité de sucre consommé est de 221 gr. 86, moins la quantité trouvée dans l'urine, puisque chez notre malade il y a glycosurie :

Donc 221 gr. 86 — 7 gr. 02 = 214 gr. 84.

9 k. 915 d'albumine fixe consomment 214 gr. 84 de sucre,

1 kilog. d'albumine fixe consommera $\dfrac{214,84}{9,915} = 21,6$.

En comparant ces 21 gr. 6 consommés chez notre malade par 1 kilog. d'albumine fixe aux 62 gr. 2 consommés par l'homme normal (chiffre pris pour unité), nous verrons que chez M...

l'activité glycolytique peut être représentée par $\dfrac{21,6}{62,2} = 0,34$.

Mais pouvons-nous, en un seul jour, nous prononcer d'une façon absolue sur l'activité glycolytique de notre malade.

Nous ne le pensons pas, surtout que pendant une expérience un peu longue, M... n'a pas eu chaque jour la même activité physique ni subi la même fatigue. On comprend donc très bien que, suivant les circonstances de chaque jour, suivant l'activité physique de M..., son pouvoir de combustion du sucre peut s'accroître ou diminuer.

Mais cet accroissement ou cette diminution ne sont pas très sensibles et comme on peut le voir pendant huit jours, l'activité glycolytique a varié entre 0,23 et 0,35 : la moyenne est de 0,29.

Nous avons tenu à calculer exactement pour chaque journée, afin de bien nous convaincre que jamais notre malade ne présente une activité glycolytique égale ou approchant celle de l'homme normal, c'est-à dire 0,6.

Le 9, le 10, le 11 et le 12 juillet, M .. a ingéré chaque jour une quantité de pain de gluten du poids de 80 grammes, pain dont la teneur en hydrates de carbone est de 29,7 o/o : et à part cela, il n'a pris aucun aliment hydrocarboné.

Le 9 le 10 et le 11 juillet, il a pris chaque jour 100 gr. de sucre : le 12, il n'a pris que 25 gr. de sucre.

Dates	Alimentation	Volume de l'urine des 24 heures	Quantité de sucre dans l'urine des 24 heures	Azote urinaire Total	M_* Sucre ingéré	Sucre provenant de l'albumine	Sucre consommé	par kilogramme d'albumine fixe	Coefficient glycolytique
3 juil.	Pain...... 300 gr. Viande ... 150 Œuf. Sucre 20	15·0	7 g. 02	8 g. 29	170,70 pain 10, » sucre 190,70	31,16	214,84	21,6	0,34
4 juil.	Pain...... 250 gr. Sucre.... 70 Viande... 130 Œuf.	1250	3.12	6.18	142,25 pain 20, » sucre 162,25	23,23	182,36	17,4	0.28
6 juil.	Pain...... 280 gr. Sucre..... 20 Viande. Lég. haricots verts. Tarte aux cerises.	1000	12.19	7.63	20, » sucre 10, » tarte 159,32 pain 189,32	28,68	218, »	21,9	0,35
7 juil.	Viande ... 200 gr. Œuf Sucre .... 20 Pain...... 250	1600	11.25	7.65	20, » sucre 142,25 pain 162,25	28,75	179,75	18,1	0,29

Dates	Alimentation	Volume de l'urine des 24 heures	Quantité de sucre dans l'urine des 24 heures	Azote urinaire Total	M_* Sucre ingéré	Sucre provenant de l'albumine	Sucre consommé	par kilogramme d'albumine fixe	Coefficient glycolytique
9 juil.	Viande ... 160 gr. Légumes haricots verts salade. Pain gluten 80 gr. Sucre..... 100	1000	4 g. »	10 g. 20	23,76 pain 100, » sucre	.38,34	158,10	15, »	0,24
10 juil.	Viande..... 100 gr. Œuf. Pain gluten 80 gr. Sucre..... 100	1000	1 . 25	5.86	23,76 pain 100, » sucre	22,02	144,56	14,40	0,23
11 juil.	Viande ... 200 gr. Omelette. Pain gluten 80 Sucre..... 100	1300	2 . »	9.30	23,76 pain 10,85 p. de terre 100, » sucre 134,61	34,95	167,56	16,6	0.27
12 juil.	Viande ... 185 gr. Haricots verts. Pain gluten 80 gr. Sucre..... 25	1550	0. »	8.45	23,76 pain 25, » sucre	31,76	80,52	» »	» »

Le 12 juillet, la glycosurie avait disparu. Les jours suivants avec le même régime, nous n'avons plus constaté de sucre dans l'urine de notre malade.

De là, nous pouvons déduire en suivant le tableau exposé plus loin, que M... est capable de consommer une quantité de sucre de 23,76 + 25 gr. + 31.76 = 80 gr. 52 (12 juillet), et qu'il n'est plus capable de transformer 167 *grammes* (11 juillet)

C'est un diabétique chez lequel la glycosurie peut encore disparaître. Son activité glycolytique est supérieure à 0,20 et en cela nos résultats sont encore d'accord avec les résultats de M. Bouchard. Ce dernier, en effet, fixe l'activité glycolytique des diabétiques, dont la glycosurie peut encore disparaître comme étant supérieure de 0,20, celle des diabétiques dont la glycosurie ne peut plus disparaître, comme étant inférieure à 0,20.

OBSERVATION II (*Personnelle*)

Mme M..., femme du malade qui a fait l'objet de notre première observation, est également diabétique. C'est là un exemple de diabète conjugal.

Mme M... est agée de 59 ans, d'une taille de 1 m, 54, d'un tour de taille de 1 mètre, d'un poids de 81 kilogrammes, réprésentant 8 kil. 531 d'albumine fixe.

Rien d'intéressant dans les antécédents héréditaires.

Dans les antécédents personnels, il faut noter une rougeole dans l'enfance, une pneumonie à 17 ans.

A 56 ans, accès de goutte, douleurs très vives au niveau du gros orteil.

A 57 ans, opération d'un polype de l'utérus.

C'est au moment de cette opération qu'une analyse des urines de Mme M... fut faite. On trouva 76 grammes de sucre dans les urines des 24 heures. A ce moment déjà Mme M... avait de la polyphagie, et de la polydypsie et de la polyurie (3 litres d'urine en 24 heures). Depuis deux ans Mme M... a eu à chaque instant des crises de coliques néphrétiques et a re marqué des calculs dans ses urines. Maintenant, elle se plaint surtout d'une grande fatigue musculaire, d'une lassitude anormale qui s'empare d'elle au moindre travail. Elle a toujours de la polyphagie. Entre les repas elle est souvent obligée de prendre de la nourriture. La polydypsie est moins intense. La polyurie n'existe plus, ainsi qu'on pourra le constater au tableau de l'observation.

Pendant 13 jours nous avons observé Mme M...

Nous avons accueilli les urines des 24 heures, recherché le degré de glycosurie de chaque jour et la quantité d'azote total.

Au tableau ci-joint se trouve le détail de son alimentation et du régime suivi.

A partir du 6 juillet nous avons mis notre malade au régime de : 80 grammes de pain de gluten et 20 grammes de sucre par jour.

Si nous faisons la moyenne de l'activité glycolytique de notre malade pendant les 13 jours indiqués sur notre tableau,

Dates	Alimentation	Volume de l'urine des 24 heures	Quantité de sucre de l'urine des 24 heures	Azote total urinaire	Mme M. Sucre ingéré	Sucre provenant de l'albumine	Sucre consommé	Par kil^s d'albumine fixe	Coefficient glycolitique
12 juin	Viande ... 200 gr. P. de terre 50 Pain ord. 30 Pain gluten 100 Beurre.	1 500 c.	8g.17	12g.14	10.85 p. de terre 17.07 p. ord. 31 6 p. gl. 59.52	45gr.63	105.15 — 8.17 = 96.98	11 gr, 30	0 gr. 97
18 juin	Viande... 150 gr. Choux..... 30 Pois verts. Pain ord.. 150	1.450	7 72	9 29	85 gr. 35	34 92	85.35 + 34.92 — 7.72 = 112.35	13 1	0 21
19 juin	Viande... 300 gr. Choux .... Choux fleurs, salade fraises... Pain...... 175 gr.	1.300	4 31	8 97	99 80	33 70	133.50 — 4.31 = 129.19	15 1	0 24
26 juin	Thé avec sacch. 2 Petits pâtés Poulet.... 40 gr. Langouste 30 Haric. verts, salade Fraises. Pain...... 120 gr.	1.750	4 13	7 89	68 28	29 65	93 gr. 80	10 9	0 17

Dates	Alimentation	Volume de l'urine des 24 heures	Quantité de sucre de l'urine des 24 heures	Azote total urinaire	MM. Sucre ingéré	Sucre provenant de l'albumine	Sucre consommé	Par kilos d'albumine fixe		Cœfficient glycolitique
29 juin	Thé, beurre, foie gras, côtelette, fromage ch. fleurs. Pain...... 160 gr.	1.600 c.	6g.40	9 35	91 gr. 04	35 14	119 gr. 78	14	4	0 23
3 0juin	Thé ...... Œufs pommes de terre .... 50 gr. Fromage... Choux .... Pain...... 130 gr.	1.500	9 74	9 67	50 p. de terre 73.97 Pain ―――― 123.97	36 34	150 58 ‒	17	6	0 28
3 juill.	Gigot,poul. 300 gr. Œufs..... Pain...... 150	2.000	15 »	12 71	85 35	47 77	118 12	13	8	0 22
6 juill.	Viande.... 160 gr. Lég. frais. 150 Fromage, beurre. Pain gluten 80 gr. Sucre...... 20 gr.	1.750	12 »	17 12	23.76 20 » ―――― 43.76	64 35	96 11	11	2	0 18

Dates	Alimentation	Volume de l'urine des 24 heures	Quantité de sucre dans l'urine des 24 heures	Azote urinaire Total	MM. Sucre ingéré	Sucre prove..ant de l'albumine	Sucre consommé	Par kilogramme d'albumine fixe	Coefficient glycolytique
7 juill.	Viande . . 130 gr. Pommes de terre. ... 50 Œufs. salade. Pain gluten 80 Sucre..... 20	1800	1 ½ g.	18,52	10,85 p. de terre 23,76 pain. 20 ————— 54,61	69,61	110,22	12,8	0 20
8 juill.	Côtelette de mouton. Légumes verts, sa- lade ..... Cervelle .. Pain gluten 80 gr. Sucre..... 20	1500	3,88	15,2	43,76	57,32	97,20	11,3	0,18
9 juill.	Viande ... 215 gr Choux .... 190 Pain gluten 80 Sucre 20	1250	2,80	12,75	43,76	47,92	88.88	10,4	0,16

Dates	Alimentation	Volume de l'urine des 24 heures	Quantité de sucre dans l'urine des 24 heures	Azote urinaire	Total MM. Sucre ingéré	Sucre provenant de l'albumine	Sucre consommé	Par kilogramme d'albumine fixe	Coefficient glyco'ytique
10 juill.	Thé .... Légumes verts, sa-lade ..... Viande ... 150 gr. Pain gluten 80 Sucre..... 20	1500	6,42	10,16	43,76	38,19	75,53	8,85	0,14
11 juil.	Viande ... 100 gr. Lég. verts. 250 Pain gluten 80 Sucre..... 20	1700	2,20	8,65	43,76	32,51	74,07	8,66	0,14

nous voyons que cette moyenne est de 0,19, bien plus faible,
par conséquent que celle de 0,6, activité glycolytique d'un homme
normal de 40 ans, plus faible aussi que celle de M^r M.
qui était de 0,29.

Après le 11 juillet nous avons encore suivi notre malade pendant plusieurs jours. Nous n'avons pas pu arriver à faire disparaître la glycosurie, même en ne permettant que 80 grammes
de pain de gluten par jour et en supprimant tout sucre et tout
aliment hydrocarboné. Mme M... semble donc bien appar-
tenir à la classe des diabétiques dont on ne peut faire disparaître totalement le sucre urinaire. Et, de fait, conformément
à la règle posée par M. Bouchard, son coefficient glycolytique
est inférieur à 0,20.

OBSERVATION III (Personnelle).

M. B..., commerçant à Paris, est âgé de 61 ans, d'une taille
de 1^{m}70, d'un poids de 84 kilogr , représentant 12 k. 121.

Il n'offre rien d'intéressant dans ses antécédents héréditaires.
Son père est mort à 77 ans, sa mère à 75 ans.

B... eut une rougeole à 6 ans, une fièvre typhoïde très vio-
lente à 16 ans. En 1886, accident de chemin de fer, auquel il
attribue son diabète. La nouvelle de cet accident, dit-il, avait
vivement émotionné sa femme. Celle-ci s'aperçut qu'elle était
diabétique quelque temps après, et elle mourut assez rapidement de son diabète.

En 1886, B..., voyant qu'il avait de la polydypsie, fait ana-
lyser ses urines. On y trouve du sucre.

Dates	Alimentation	Volume de l'urine des 24 heures	Quantité de sucre dans l'urine des 24 heures	Azote urinaire Total	B Sucre ingéré	Sucre provenant de l'albumine	Sucre consommé	Par kilogramme d'albumine fixe	Coefficient glycolytique
27 juin	Viande ... 150 gr. Petits pois. Choux. Pain gluten 80	1500 c	31,27	12,33	23 g, 76	45,44	37,93	3.1	0,05
28 juin	Viande ... 130 gr. Petits pois. Cerises. Pain gluten 80	1250	43,10	8,67	23,76	32.59	13,25	1,0	0,02
29 juin	Viande ... 150 gr. Choux. Cerises. Pain gluten 80	1500	20,64	11,88	23,76	44,65	47,77	3,9	0,06
30 juin	Viande ... 120 gr. Fromage. Choux. Pain gluten 80	1000	14,28	8,78	23,76	33, »	41,48	3,4	0,05
1 juil.	Pain ord.. 100 gr. Viande ... 150 gr. Absinthe. Alcool. Bière. Pain gluten 20	1500	46,87	12,72	5,9 de gluten 56,9 p ordin. 62,8	47,81	63,73	5,2	0,08

Dates	Alimentation	Volume de l'urine des 24 heures	Quantité de sucre dans l'urine des 24 heures	Azote urinaire	Total	B Sucre ingéré	Sucre provenant de l'albumine	Sucre consommé	Par kilogramme d'albumine fixe	Coefficient glycolytique
2 juil.	Viande ... 130 gr. Cerises. Pain gluten 80	1750 c	31 g. 31	11,14		23 g. 76	41,88	34,33	2,8	0,04
3 juil.	Viande ... 100 gr. Haricots verts. Salade. Pain gluten 80	1250	29,37	10,88		23,76	40,90	35,29	2,9	0,04
4 juil.	Viande ... 250 g.. Légumes verts. Gluten.... 80	1000	15,62	9,84		23,76	36,98	45,12	3,7	0,05
5 juil.	Viande ... 200 gr. P. de terre 50 Gluten.... 80	1500	46	14,77		23,76 gluten 10,8 p. de terre 34,56	55,52	44.08	3,6	0,05
6 juil.			22,77	9,10		23.76	34,20	35,19	2,9	0,04
			22,50	9,30		23,76	34,95	37,21	3, »	0,05

B... eut six enfants. Une fille, après un premier accouche-
ment, eut un grand nombre d'abcès. L'analyse de ses urines
révéla qu'elle était diabétique. Quelques mois après, elle mourut. L'enfant est en bonne santé.

Un des fils de B... mourut d'une néphrite *a frigore*.

Les autres enfants sont bien portants.

Depuis 1880, B... a suivi constamment un régime assez
sévère. Le plus possible. il s'est abstenu de tout aliment sucré
et féculent Très fort jusqu'en 1880, il a maigri beaucoup depuis cette époque. A présent, il continue son régime, il peut
s'occuper de son commerce et vivre d'une vie active. Quel-
quefois il se plaint de lassitude et de douleurs musculaires.

Nous l'avons observé du 25 juin au 5 juillet. Chaque jour,
B... a suivi le régime le plus sévère possible, supprimant tout
sucre et tout aliment hydrocarboné et ne prenant que 80 grammes de pain de gluten par jour.

Malgré le régime alimentaire le plus sévère, nous n'avons pu
arriver à supprimer la glycosurie. Le dernier jour où nous
avons analysé les urines, il y avait encore 19 gr. 50 de sucre
dans l'urine des 24 heures.

Le coefficient glycolytique de B... approche de 0 05. On
voit combien il est inférieur à celui de l'homme normal de
40 ans

OBSERVATION IV (Personnelle).

Cette observation a été prise dans le service de M. le professeur Bouchard.

Une femme B...., âgée de 58 ans, du poids de 38 k. 500, d'une taille de 14 décimètres, d'un tour de taille de 0^m70, entre à l'Hôpital de la Charité, salle Curveilhier, lit n° 11.

Elle est d'une complexion très grêle, d'une faible musculature.

Son poids en kilogrammes d'albumine fixe est de 5 k. 579.

B .. a été observée du 6 mai au 14 mai 1900.

Le tableau ci-joint nous donne le résultat de chaque jour.

Le pain donné à la malade contenait 49,6 o/o d'hydrates de carbone transformables en glucose.

On remarque que chez notre malade, pendant les premiers jours du régime, il passe dans l'urine des 24 heures une quantité de glucose supérieure à la somme de sucre fournie par l'alimentation et par l'hydratation de l'albumine. L'activité glycolytique est au dessous de o : elle est négative. S'ensuit-il que le sucre s'est formé de toute pièce dans l'organisme ? S'il en était ainsi, pourquoi, après deux jours d'un régime sérieux, le coefficient glycolytique ne resterait-il pas négatif ? Nous voyons qu'à partir du 9 mai, la quantité de sucre ingéré additionnée à la quantité de sucre provenant de l'hydratation de l'albumine est supérieure à la quantité de sucre contenue dans les urines des 24 heures, C'est que l'organisme alors, a cessé de trouver dans ses réserves de glycogène de quoi compenser le sucre qui n'est plus ingéré en quantité aussi grande qu'auparavant.

Pendant deux jours le foie a pu fournir au sang en le prenant à sa réserve de glycogène, assez de glycose pour compenser la quantité minime que les tissus sont encore capables d'élaborer.

Dates	Alimentation	Volume de l'urine des 24 heures	Sucre de l'urine des 24 heures	Azote totale de l'urine des 24 heures	Sucre ingéré dans les 24 heures	Sucre provenant de l'hydratation de l'albumine	Sucre total consommé par l'organisme en 24 heures	Sucre consommé par kilogramme d'albumine fixe	Coefficient glycolytique
7 mai	Tisane pector. sans sucre. Eau de Vichy. Vin. 1 litre de bouillon. 1 siphon. Viande rôtie. Pain...... 840 gr.	8.900 c.	635g.46	24g.20	Sucre provenant du pain 416 g. 4	$24,20 \times 3,759 = 90$ g. 96	$507,36 - 635,46 = -128$ g. 10	— 22 g. 9	— 0 g. 36
m a i 4	Tisane pector. sans sucre.. 5.260 gr. Vin..... 350 1 litre de bouillon. 1 siphon. Viande rôtie 380 gr. Pain...... 740 Cresson... 70 Oseille.... 175	7.550	531 30	24 53	366 8	92 20	459 g. $- 531.30 = - 72$ g. 30	— 12 9	— 0 20

Dates	Alimentation	Volume de l'urine des 24 heures	Sucre de l'urine des 24 heures	Azote totale de l'urine des 24 heures	Sucre ingéré dans les 24 heures	Sucre provenant de l'hydratation de l'albumine	Sucre total consommé par l'organisme en 24 heures	Sucre consommé par kilogramme d'albumine fixe	Coefficient glycolytique
9 mai	Eau de Vichy 6.400 Vin...... 350 gr. 1 litre de bouillon. 1 siphon. Viande rôtie 580 gr. Pain...... 940 Jambon... 50 Epinards.. 335	8.700 c.	543g.40	34g.45	465 g. 4	135 g. 49	600,89 — 543,40 = 57 g. 49	10 g. 3	0 g. 16
10 mai	Eau de Vichy 4.000 Vin...... 350 gr. 1 litre de bouillon. 1 siphon. Viande rôtie 537 gr. Pain..... 800 Cresson... 190	6.400	376 37	21 65	396 8	81 38	478,18 — 376,37 = 104 g 81	18 24	0 29
11 mai	Eau de Vichy 2.200 Tisane pector. 1.230 Vin...!... 350 gr. 1 litre de bouillon. 1 siphon. Viande rôtie 544 gr. Epinards.. 130 Salade.... 77 Pain...... 860	6.300	443 64	23 12	426 2	86 90	513,10 — 443,64 = 69 g. 46	12 44	0 20

Dates	Alimentation	Volume de l'urine des 24 heures	Sucre de l'urine des 24 heures	Azote totale de l'urine des 24 heures	Sucre ingéré dans les 24 heures	Sucre provenant de l'hydratation de l'albumine	Sucre total consommé par l'organisme en 24 heures	Sucre consommé par kilogramme d'albumine fixe	Coefficient glycolytique
12 mai	Pectorale 5.000 gr. Vin...... 350 1 litre de bouillon. 1 siphon. Viande rôtie 727 gr. Pain..... 1.052 Salade... 243	7.000 c.	492g.38	25g.69	521 g. 48	96 g. 56	618,04 — 492,38 = 125 g. 66	22 g. 52	0 g. 36
13 mai	Pectorale 4.300 gr. Vin....... 350 1 litre de bouillon. 1 siphon. Viande rôtie 510 gr. Pain..... 1.000 Salade... 40 Asperges. 115	7 600	513 45	19 83	496	74 54	570,54 — 513,45 = 57 g. 09	10 22	0 16

Le troisième jour les réserves ont commencé à être épuisées.

Et à partir de ce moment une activité glycolytique moyenne a passé de — 0,28 à + 0,23.

OBSERVATION V

(Due à l'obligeance de M. le Professeur Bouchard).

Mme F... est agée de 42 ans, d'une complexion moyenne, d'une musculature moyenne, du poids de 37 kil. 990 représentant 5 kil. 856 en albumine fixe, d'une taille de 15 déc. 7, d'un tour de taille de 5 déc. 4.

Cette malade examinée le 4 octobre 1898, était atteinte de diabète sucré avec consomption et acétonémie.

Le 4 octobre, F... n'ingéra aucun aliment sucré ni hydrocarburé.

Le sucre formé dans l'économie par l'hydratation de l'albumine élaborée s'élevait pour les 24 heures à 59 gr. 53.

Le sucre éliminé par les urines de 24 heures était de 253 gr. 26.

F... éliminait 193 gr. 73 de glycose en plus de la somme de la quantité ingérée et de la quantité formée par l'hydratation de l'albumine.

Elle prenait ses 193 gr. 73 à ses réserves de glycogène.

L'activité glycolytique de F... était donc négative. 1 kilogramme d'albumine fixe consommait $\dfrac{193,73}{5,856} = -33$ grammes.

L'activité glycolytique était de $\dfrac{-33\,g.}{62,2} = -0,53.$

OBSERVATION VI
(Due à l'obligeance de M. le Professeur Bouchard).

M. R... âgé de 42 ans, d'une complexion un peu forte, d'une musculature moyenne, d'une taille de 16 déc. 5 du poids de 72 kilogrammes, du poids en albumine fixe de 10 kil. 861, est atteint de diabète sucré et d'obésité.

Il a été observé le 2 juillet 1898.

Ce jour-là il a ingéré une quantité de sucre ou d'aliments hydrocarbonés donnant dans l'organisme 119 gr. 90 de glucose.

Le sucre formé par l'hydratation de l'albumine élaborée a été de 65 gr. 55.

Le sucre éliminé dans les urines des 24 heures a été de 4 gr. 87.

Le sucre consommé en 24 heures a donc été de 185 gr. 45 — 4 gr. 87 = 180 gr. 58 et par kilogramme d'albumine fixe de $\dfrac{180,58}{10,861} = 16,6$.

Le coefficient de M. R... ce jour là a été de $\dfrac{16,6}{62,2} = 0,27$.

OBSERVATION VII
(Due à l'obligeance de M. le Professeur Bouchard).

Le nommé A... est âgé de 66 ans, d'une taille de 16 décimètres 09, d'un poids de 69 kilogrammes, représentant 9 k. 441 d'albumine fixe, d'un tour de taille de 9 décimètres 6, d'une complexion moyenne, d'une musculature moyenne.

Ce malade est atteint de diabète sucré.

Le 10 juillet 1898, il n'a ingéré aucune matière sucrée, n hydrocarboné.

Le sucre formé par l'hydratation de l'albumire élaborée a été de 65 gr. 90.

Le sucre éliminé par les urines a été de 29 gr. 25.

Le sucre consommé par tout l'organisme, c'est-à-dire par 9 k. 441 d'albumine fixe a donc été de 36 gr. 66.

Le sucre consommé par un kilogramme d'albumine fixe

$$= \frac{36,66}{9\,441} = 3 \text{ gr. } 6.$$

Si nous comparons notre malade avec l'homme normal de 40 ans capable de consommer 62 gr. 2 de sucre par kilogramme d'albumine fixe en 24 heures, nous voyons que son activité glycolytique, le 10 juillet 1898, a été de $\dfrac{3,6}{62,2} = 0$ gr. 06.

Ce même malade a été observé de nouveau le 3 novembre 1898.

Ce jour là encore, il n'ingéra ni aliment sucré, ni aliment hydrocarboné.

Le sucre formé par l'hydratation de l'albumine fut de 66 gr. 16.

Le sucre éliminé en 24 heures par les urines a été de 26 gr. 17.

Un kilogramme d'albumine fixe de notre malade a consommé

$$\frac{39,99}{9,441} = 4 \text{ gr. } 2.$$

Son coefficient glycolytique a été de $\dfrac{4,2}{62,2} = 0,06$.

M. Bouchard, dans son livre sur les troubles préalables de la nutrition, cite encore plusieurs mesures de l'activité glycolytique chez les diabétiques.

Il a trouvé par exemple : 0,16 — 0,06 — 0,06, — 0,03 — 0,14 — 0,21 — 0,18 — 0,11 — 0,06 — 0,09 — 0,27 — 0,03 — 0,31 — 0,60.

Dans ce dernier cas le diabétique n'avait plus que des traces de glycosurie.

CHAPITRE III

Confirmation des résultats précédents déduite des observations cliniques.

Nous avons vu à quels résultats inacceptables aboutissent les théories qui font du diabète une maladie par production trop considérable de sucre.

Nous avons vu que la théorie qui fait du diabète une maladie par consommation restreinte du sucre repose sur des faits expérimentaux sérieux.

Le moment semble venu d'interroger la clinique et de voir si elle ne contredit pas les résultats que nous présentons à l'appui de notre thèse.

M. Bouchard s'est appliqué à rechercher dans les faits cliniques, pour ainsi dire une contre-épreuve à ses expériences et à ses observations.

Il fallait, pour faire un tel travail, une longue expérience, des malades nombreux, et pour tirer des conclusions inattaquables, il fallait, avant tout, une statistique très sérieuse.

M. Bouchard a pris les observations d'un grand nombre de malades.

Pour chacun de ceux qui venaient se présenter, il a recherché les maladies qui font cortège au diabète, d'abord hors de la personne du diabétique, dans sa famille, chez ses ascendants, chez ses collatéraux, chez ses descendants.

Et souvent il a trouvé le rhumatisme, l'obésité, le diabète, la lithiase urique, la goutte, la migraine, la lithiase biliaire. Or ces maladies sont reconnues à peu près par tous, comme provenant du ralentissement de la nutrition.

Puis il rechercha chez les mêmes malades les maladies autres que le diabète « dont ils avaient été atteints antérieurement ou au cours de leur diabète » souvent les mêmes maladies que nous venons de citer plus haut ont été retrouvées. Mais entre toutes les maladies associées au diabète, c'est l'obésité qui tient le premier rang.

Sur mille malades pris au hasard, M. Bouchard trouve l'obésité, la lithiase urique, la lithiase biliaire, la goutte, associées au diabète avec une fréquence incomparablement plus grande, qu'elles ne sont associées à d'autres maladies.

Dans son ouvrage sur les troubles préalables de la nutrition, M. Bouchard expose sous forme de tableaux la fréquence des diverses associations morbides avec le diabète.

CHAPITRE IV

**Mécanisme par lequel on peut s'expliquer
que les différentes causes du diabète aboutissent toutes
au même terme : la consommation restreinte
du sucre par l'organisme.**

De ce que les faits expérimentaux et les faits cliniques nous assurent que, pour qu'il y ait glycosurie, il faut que l'organisme consomme moins de sucre qu'un organisme normal, il ne s'ensuit pas que la théorie complète de la physiologie pathologique du diabète soit faite.

La moindre consommation du sucre par l'organisme est le terme auquel aboutissent les différentes causes du diabète. Mais comment ces causes vont-elles aboutir à ce but? C'est là un point très difficile.

En général, en clinique, on trouve comme causes principales du diabète, l'hérédité, les grandes secousses nerveuses, les tumeurs de l'encéphale, les lésions du pancréas.

Et dans tous ces cas, jusqu'à maintenant on a surtout demandé à l'expérimentation de quelle manière le sucre pouvait être produit en trop grande abondance dans l'organisme.

On a été obligé de s'en tenir aux hypothèses.

Peut-être dépassera-t on plus facilement l'hypothèse, lorsqu'on aura cherché pendant un certain temps de quelle manière se produit le ralentissement de la consommation du sucre.

« Plus la chimie pénètre dans l'étude analytique de
« la nutrition, dit M. le professeur Bouchard, plus
« l'intervention des ferments solubles dans les méta-
« morphoses de la matiére chez les êtres vivants se
« généralise et semble être nécessaire, ferments hy-
« dratants, ferments oxydants, ferments réduc-
« teurs, etc. Si les métamorphoses diverses, si la
« destruction complète du sucre, sont dues à des fer-
« ments, que ces ferments soient fabriqués par toutes
« les cellules ou qu'ils le soient seulement par cer-
« taines cellules qui, par l'intermédiaire du sang, les
» transmettraient à tous les tissus où s'opèrent les
« actes multiples de la glycolyse, on comprend qu'un
« trouble de la nutrition, portant snr les cellules sé-
« crétantes des ferments, pourrait amoindrir leur pro-
« duction et restreindre la glycolyse.

M. le professeur Lépine enseigne que l'action pancréatique est double. D'un côté le pancréas donne à l'intestin un suc capable de transformer l'amidon en sucre, d'un autre côté, par les capillaires sanguins, il livrerait une sécrétion interne qui serait le ferment glycolytique.

D'autres pensent que la sécrétion interne du pancréas agirait sur les centres particuliers de l'axe bulbo-spinal et pour augmenter le fonctionnement glycogénique du foie.

M. Kauflmann constata que le diabète se produit cependant lorsque l'on a sectionné les nerfs du foie. Par conséquent, il dut admettre que l'action régulatrice du pancréas sur le foie peut s'exercer directement sans l'intermédiaire des centres médullaires.

A l'état normal, lorsque le pancréas occupe sa situation habituelle dans l'abdomen, le sang qui en revient est versé dans la veine porte et amené ainsi directement au foie.

Le foie se trouve bien placé pour être impressionné par la sécrétion interne du pancréas.

Mais lorsque le pancréas a été enlevé à sa situation normale et greffé sous la peau de l'abdomen, on sait que le diabète ne prend pas naissance.

Nous sommes donc conduit à admettre qu'il est suffisant que la sécrétion interne du pancréas soit versée dans la circulation générale.

MM. Chauveau et Kauffmann se demandent alors si la sécrétion interne du pancréas n'a pas une action portant sur la vitalité de la masse cellulaire de l'organisme autant que sur le foie lui-même. Ces auteurs faisaient intervenir une suite de désagrégation des cellules capables de fournir une plus grande quantité

de matériaux à l'aide desquels se produiraient le glycogène et le sucre.

Cette hypothèse de l'action sur tout l'organisme
de la sécrétion interne du pancréas, peut être interpré-
tée, nous semble-t-il, d'une façon aussi naturelle en fa-
veur de la théorie du diabète par ralentissement de la
consommation du sucre.

En effet le pancréas malade ou détruit a une sécrétion interne diminuée ou nulle. Les ferments produits
ou lancés dans tout l'organisme par cette sécrétion
interne pour que la consommation du sucre soit possible, n'existent plus qu'en faible quantité ou n'existent
plus : de là un ralentissement considérable dans
l'élaboration du sucre.

L'action de la sécrétion pancréatique sur toutes les
cellules de l'organisme est une théorie tout à fait
d'accord avec ce que la physiologie nous a appris dans
ces dernières années sur l'action régulatrice de la nutrition qu'exerce la sécrétion interne de certaines
glandes.

Mais d'un autre côté, il est évident que tout diabète
n'est pas causé par un trouble survenu dans la production des ferments qui agissent sur la consommation
du sucre.

Les grandes secousses nerveuses, les lésions du
bulbe ont dans l'étiologie du diabète une place considérable.

Dans ce cas, comment ces secousses ou ces lésions
nerveuses vont-elles agir sur tout l'organisme pour
aboutir à une consommation moindre du sucre ?

M. Bouchard a montré par des expériences que les suppressions de l'action nerveuse dans une partie augmentent la consommation du sucre dans cette partie et rendent le sang veineux qui en sort plus pauvre en sucre que celui dont l'innervation n'a pas été modifiée ou exaltée.

Ce qui se produit dans le cas d'excitation nerveuse expérimentale, doit se produire dans le cas d'une excitation des centres soit par secousses, soit par lésions. Nous aurons une excitation frénatrice sur la consommation du sucre par les tissus.

Que doit-il se passer dans ces derniers au moment où s'opère une réaction de la chimie physiologique (1).

A portée d'une cellule, nous avons d'un côté le ferment capable d'opérer la transformation, d'un autre côté, nous avons la matière à transformer.

Pour que la transformation se fasse, cela ne suffit pas. Il faut, dit M. Bouchard, l'opportunité de la transformation, l'incitation à l'action chimique.

« Il ne suffit pas qu'il y ait dans une fibre muscu-
« laire du glycogène d'une part, et de l'oxyhémo-
« globine d'autre part, pour que le rapprochement et
« la combinaison s'effectuent entre le glycogène et
« l'oxygène.

« Ce que le système nerveux peut faire pour rappro-
« cher dans le muscle le glycogène et l'oxygène, il
« semble qu'il le fasse un peu partout pour mettre la
« matière à transformer aux prises avec les ferments.

(1) *Troubles préalables de la Nutrition* (M. Bouchard).

« Dans ma pensée, en dehors de la contraction
« musculaire, le conflit se produit entre la matière à
« transformer et les ferments, non parce que le sys-
« tème nerveux intervient activement au moment où
« doit s'opérer l'action chimique, mais parce qu'à ce
« moment il suspend son action. »

Vraiment, il serait bien séduisant de réduire ainsi
l'étiologie du diabète à deux grandes causes: d'une
part la formation défectueuse ou insuffisante des ferments glycolytiques, d'autre part l'excitation spéciale
des centres nerveux qui diminuerait l'activité glycolytique des tissus.

Ainsi même pourrait s'expliquer l'hérédité du diabète. En effet, la faiblesse du terrain nerveux, ou la
faiblesse d'un organe tel que le pancréas, par exemple,
peuvent être transmises. Alors on aura chez l'engendré
les mêmes tendances à une nutrition ralentie que l'on
a trouvée chez le générateur.

Malheureusement nous ne sommes que dans des
hypothèses. En effet le pancréas est-il le seul organe
fournissant les ferments glycolytiques? Rien ne nous
le prouve.

Ne peut on pas supposer aussi qu'il y a dans l'organisme ralentissement de la destruction du sucre,
parce que ce dernier est un sucre mal formé.

En effet certains observateurs ont constaté que le
sucre du sang des diabétiques dévie le plan de la
lumière polarisée autrement que le sucre du sang
normal. Dans ce cas on pourrait dire que les tissus
capables de transformer un sucre normal ne sont plus

capables de transformer un sucre mal formé. Et la première cause du diabète se trouverait dans les organes formateurs du sucre.

On a prétendu aussi que le plasma du sang diabétique fixe certaines matières colorantes autrement que le plasma du sang normal. Alors l'obstacle à la destruction du sucre serait dans le sang plutôt que dans les tissus.

Toutes ces hypothèses sont un terrain de recherche. Il n'y a qu'une succession de faits, d'observations et d'expériences qui pourra donner à chaque organe la part qui lui revient dans la production du diabète.

Mais ce qui reste établi, c'est que, de quelque cause que provienne le diabète, il faut, pour qu'il puisse se produire, que cette cause ait provoqué dans l'organisme un ralentissement de la consommation du sucre.

CONCLUSIONS

De l'ensemble de notre travail, nous croyons être
en droit de déduire ce qui suit :

1º La théorie qui fait du diabète une maladie provenant d'une production trop considérable de sucre
par l'organisme aboutit à des conséquences inacceptables.

2º Les objections faites à la théorie qui voit dans le
diabète une maladie provenant d'une consommation
restreinte du sucre par l'organisme sont réfutables.

3º De plus, la preuve directe, expérimentale, du
ralentissement de la consommation du sucre chez le
diabétique, peut être faite. Cette preuve se déduit

logiquement de nos observations personnelles, à l'aide des calculs que nous avons développés.

4° Les faits cliniques concordent avec les résultats fournis par l'expérimentation.